DE

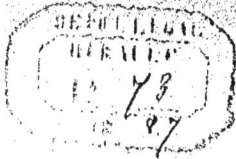

L'ŒDÈME AIGU

DU POUMON

DANS LE COURS DES LÉSIONS AORTIQUES

PAR

ÉMILE SIBAUD

DOCTEUR EN MÉDECINE

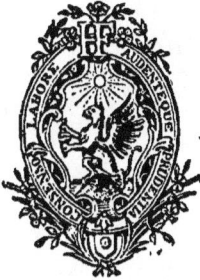

MONTPELLIER

IMPRIMERIE CENTRALE DU MIDI

(HAMELIN FRÈRES)

—

1887

DE
L'ŒDÈME AIGU
DU POUMON

DANS LE COURS DES LÉSIONS AORTIQUES

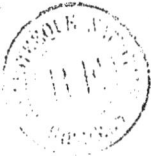

PAR

ÉMILE SIBAUD

DOCTEUR EN MÉDECINE

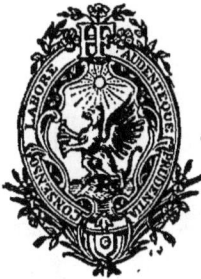

MONTPELLIER

IMPRIMERIE CENTRALE DU MIDI

(HAMELIN FRÈRES)

—

1887

À LA MÉMOIRE

DE MON PÈRE ET DE MA MÈRE

A MES FRÈRES

A MES SŒURS

ÉMILE SIBAUD.

A M. LE DOCTEUR BÉRENGER-FÉRAUD

DIRECTEUR DU SERVICE DE SANTÉ DE LA MARINE

CORRESPONDANT DE L'ACADÉMIE DE MÉDECINE

OFFICIER DE LA LÉGION D'HONNEUR

A M. LE PROFESSEUR PLANCHON

CORRESPONDANT DE L'INSTITUT

CHEVALIER DE LA LÉGION D'HONNEUR

ÉMILE SIBAUD.

A MON PRÉSIDENT DE THÈSE

MONSIEUR LE PROFESSEUR COMBAL

CHEVALIER DE LA LÉGION D'HONNEUR

ÉMILE SIBAUD.

1

INTRODUCTION

Les lésions cardiaques ont, dans la plupart des cas, un retentissement sur le poumon ; c'est là un des faits les mieux connus et les plus anciennement décrits de la pathologie médicale. Les congestions pulmonaires à allures chroniques des cardiaques mitraux ou des individus affligés de lésions tricuspidiennes, l'exagération progressive de ces phénomènes à mesure qu'on se rapproche de la période d'asystolie, enfin leur acmé réalisée quand la compensation est définitivement rompue, sont, pour le médecin, des sujets de constatation banale.

Certains cardiaques, en particulier les aortiques, sont soumis, eux aussi, à des complications pulmonaires qui peuvent revêtir un aspect différent et se présenter avec des signes d'observation plus rare. Parmi celles-ci, il en est une dont nous avons eu l'occasion d'observer récemment un exemple : il s'agit d'un malade atteint d'une double lésion mitrale et aortique, qui, entré dans le service de M. le professeur agrégé Gayraud pour une affection insignifiante de la peau, fut pris subitement d'accidents d'une haute gravité, auxquels il nous a été donné d'assister. L'observation minutieuse de ce cas nous a donné l'idée d'en faire le sujet de notre dissertation inaugurale. M. Rauzier, interne des hôpitaux, a bien voulu nous communiquer un cas analogue, observé par lui à peu près au même moment ; ces deux faits sont consignés en détail au début de ce travail, dont ils constituent certainement la meilleure partie. Nous regrettons vivement que les exigences de notre carrière de marin ne nous aient pas permis de consacrer à cette étude tous les développements qu'elle eût comportés, et faisons appel, pour l'appréciation du travail que nous présentons, à la bienveillance de nos Juges.

Nous diviserons notre sujet de la façon suivante : nous donnerons d'abord le compte rendu détaillé de nos observations, que nous ferons suivre de quelques réflexions et d'un parallèle entre les deux faits. Nous passerons ensuite rapidement en revue la symptomatologie, le diagnostic, l'étiologie et la pathogénie de l'œdème aigu du poumon dans les affections cardiaques ; nous terminerons enfin par un court aperçu sur la thérapeutique de ces accidents.

M. le professeur Combal voudra bien agréer l'expression de toute notre reconnaissance pour l'honneur qu'il nous fait en acceptant la présidence de notre thèse.

DE

L'ŒDÈME AIGU

DU POUMON

DANS LE COURS DES LÉSIONS AORTIQUES

OBSERVATIONS

Observation Ire

Œdème aigu du poumon, survenu brusquement chez un malade atteint de lésions multiples du cœur gauche. — Guérison rapide.

A. Albert, âgé de trente-six ans, est couché au n° 20 de la
salle Saint-Lazare, à l'hôpital Saint-Éloi de Montpellier.

Ce malade, d'un tempérament lymphatique et d'une complexion grêle et délicate, nous donne les renseignements cir-
constanciés qui suivent sur ses antécédents héréditaires et
personnels :

Son père est mort à l'âge de quarante-quatre ans, après un
mois de maladie. On le traitait, paraît-il, pour une maladie de
foie; il avait les jambes énormément tuméfiées et du liquide

dans l'abdomen ; depuis longtemps, il présentait un léger degré d'ictère. Il n'avait jamais eu de rhumatisme franc, mais était alcoolique et migraineux.

Son grand-père paternel était goutteux ; il est mort à l'âge de quatre-vingt-cinq ans.

Tous ses oncles et tantes dans la branche paternelle sont vivants et jouissent d'une bonne santé ; aucun n'est atteint de rhumatismes.

Sa mère existe encore ; elle n'a jamais été malade. Il n'existe aucune diathèse dans la branche maternelle.

Il a perdu un frère de trente et un ans ; ce jeune homme, tombé malade à la suite d'un refroidissement, est mort en deux mois et demi. Il s'agissait probablement d'une affection cardiaque ; il n'avait jamais présenté d'attaque de rhumatisme, mais s'était livré à tous les excès possibles, à l'alcoolisme en particulier. L'aspect de sa physionomie, bien décrit par son frère, répond à l'hypothèse d'une lésion cardiaque : il était ordinairement très-pâle, avec des plaques rouges aux pommettes. Il ne présentait pas de susceptibilité catarrhale, et n'a toussé, à la dernière période, que pendant trois ou quatre jours. Il a laissé trois enfants actuellement bien portants.

Les deux sœurs qui survivent sont nerveuses, sujettes aux névralgies en général et aux migraines en particulier. L'une a trois enfants, l'autre deux ; ils se portent bien. Pas de manifestations rhumatismales.

Lui-même est marié, mais n'a pas d'enfants.

Passons aux *antécédents personnels* :

L'*alcoolisme* y tient une grande place : le malade avoue l'ingestion quotidienne d'un demi-litre de vermouth, un litre de vin à ses repas, plusieurs verres d'absinthe dans la journée, un verre de rhum de temps en temps.

Longtemps ses ressources lui ont permis de se livrer à ces libations copieuses ; alors que la vigne était en pleine prospérité, il se faisait jusqu'à 20,000 francs de rente et pouvait compenser en quelque sorte, par un régime tonique et reconstituant, les effets désastreux de ces orgies alcooliques. Ruiné par le phylloxéra, il a dépensé peu à peu toutes ses ressources. Tant que les réserves ont duré, il a envisagé sa situation sans trop d'inquiétude; mais, du moment où elles ont été épuisées, c'est-à-dire depuis cinq ans, il est tombé dans une espèce d'*hypochondrie*, dont les effets dépressifs se sont ajoutés à ceux de l'alcoolisme. Il a été obligé de travailler et a obtenu une place peu rétribuée d'employé de commerce.

Tels sont ses *antécédents physiologiques*.

Ses *antécédents pathologiques* ne présentent pas moins d'intérêt.

Jusqu'à l'âge de vingt ans, il a joui d'une bonne santé; pas d'accidents scrofuleux dans son enfance; dans sa jeunesse, il était sujet à la migraine et à des névralgies faciales, mais n'a jamais été obligé de garder le lit; quelques épistaxis de temps en temps. — Pas de syphilis; deux blennorrhagies, convenablement traitées, ont guéri en peu de temps.

A l'âge de vingt ans, il s'est refroidi à la chasse par un temps de neige et a été atteint d'un *rhumatisme articulaire aigu*; successivement les doigts, les poignets, les coudes, les genoux, les coudes-pieds et les orteils ont été pris; il est resté au lit deux mois et n'a pas été autrement traité que par des frictions calmantes. Quand la belle saison est venue, il s'est rendu aux eaux de Lamalou, mais a retiré peu d'avantages de sa cure thermale. Pendant toute l'année, il est sujet à des récidives multiples d'accidents aigus du côté des articulations, qui non-seulement le retenaient au lit, mais encore l'empêchaient d'exécuter les moindres mouvements, sous peine de violentes douleurs. En même temps sont survenues de violentes *palpitations*, pour lesquelles on lui a administré la digitale.

Les années qui ont suivi cet important épisode ont été relativement satisfaisantes ; trois ans après son rhumatisme, le malade a présenté un abcès phlegmoneux de l'aisselle, qui a persisté trois mois avant de se cicatriser.

Depuis lors, les douleurs rhumatismales n'ont jamais reparu, mais les palpitations ont persisté. Elles s'atténuaient tant que le malade gardait une vie calme et régulière ; mais à la moindre émotion, à la moindre fatigue, elles reparaissaient subitement et s'accompagnaient de douleurs aiguës dans la région du cœur ; en même temps survenaient des bourdonnements d'oreille et des battements dans les tempes, dus à l'énergie de la circulation.

Ces crises, qui à la fin survenaient même sous des influences insignifiantes, dès qu'il faisait du vent, par exemple, ont pris progressivement une intensité telle, que la marche devenait impossible lorsqu'elles se produisaient.

A part ces signes d'excitation cardiaque et d'énergie vasculaire, il ne s'est jamais produit de stase veineuse, et le malade n'a jamais présenté d'œdème des membres inférieurs : preuve d'une compensation suffisante et de l'intégrité du cœur droit.

En dehors de ces crises de palpitations, la santé était bonne : appétit suffisant, digestions faciles, bon sommeil.

A l'âge de trente-deux ans, il a dû se rendre en Algérie pour des affaires commerciales, et il y a séjourné sept mois. Son domicile était exposé à des émanations palustres ; il a contracté la fièvre intermittente et est rentré en France assez fatigué.

Depuis lors, il n'a cessé d'habiter Montpellier ; il s'est débarrassé assez vite des accidents périodiques, mais a éprouvé d'autres phénomènes qui, d'ailleurs, s'étaient manifestés pour la première fois en Algérie. Il a dû, en effet, entrer à l'hôpital à diverses reprises pour une éruption lichénoïde, caractérisée par des papules prurigineuses accompagnées d'une sensation de chaleur brûlante sur toute la surface du corps. Le traitement a consisté en bains sulfureux et administration interne de liqueur de Fowler à haute dose. Chaque fois il est sorti de l'hôpital débarrassé de son éruption et des violentes démangeaisons qu'elle provoquait.

Sept mois avant les accidents auxquels nous avons assisté, il a eu une fluxion de poitrine. Depuis lors, sa santé a été relativement bonne, et, à part des démangeaisons survenant par intervalles et de fréquentes palpitations, il a pu se livrer sans encombre à ses occupations journalières.

Le 14 février 1887, il entre à la clinique des maladies vénériennes et cutanées, dans le service de M. le professeur agrégé Gayraud, pour une récidive de son éruption lichénoïde. Il existe sur toute la surface du corps des papules peu colorées, non confluentes, de petites dimensions, donnant lieu à d'atroces démangeaisons. La peau du malade est sillonnée d'égratignures dues à un grattage immodéré ; le sommeil est impossible, le système nerveux très-excité. On reprend les bains et la liqueur de Fowler.

Quelques jours après son entrée, l'appétit, qui jusqu'alors s'était maintenu excellent, diminue ; cependant les palpitations n'augmentent pas d'intensité; il n'existe pas trace d'œdème aux membres inférieurs, et rien ne peut faire prévoir l'émouvante complication qui va survenir.

Le 22 février, l'anorexie est absolue et le malade s'abstient de déjeuner. Dans l'après-midi, il éprouve une émotion : un de ses voisins s'empare d'un livre qui lui avait été prêté et refuse de le lui rendre. Aussitôt, et en l'absence de tous prodromes, il est pris brusquement de palpitations d'une violence inaccoutumée. En même temps éclate une dyspnée des plus intenses, qui d'emblée aboutit à l'orthopnée: le malade est assis sur son séant, la face pâle et couverte de sueur froide;

il existe un refroidissement général de la surface du corps; mais la dyspnée est si vive et l'agitation si intense, qu'il est impossible de prendre la température. La toux est violente et continuelle; l'expectoration est abondante, rouillée et aérée; les crachats sont peu adhérents au vase qui les renferme.

L'auscultation de la poitrine révèle des deux côtés, en avant et en arrière et sur toute la hauteur, l'existence d'une pluie de râles humides fins, que l'on perçoit aux deux temps de la respiration et qui sont la preuve indiscutable d'une exsudation liquide à l'intérieur des ramuscules bronchiques. Avec cela, pas de souffle, pas de retentissement bronchophonique ou égophonique de la voix, pas de matité à la percussion, pas d'exagération des vibrations.

Il est impossible de distinguer nettement les bruits normaux du cœur et d'apprécier les anomalies qui peuvent exister du côté de cet organe, à cause de la fréquence de la respiration et de la généralisation des râles fins. Tout au plus peut-on constater une certaine faiblesse du choc cardiaque : les bruits paraissent sourds et irréguliers.

Le pouls est plein, bondissant, mais très-dépressible, fréquent et irrégulier.

En présence d'un état aussi immédiatement grave et d'une asphyxie imminente, le malade est immédiatement transporté dans le service de médecine, dirigé à ce moment par M. le professeur Grasset. On le couche au n° 20 de la salle Saint-Lazare, et le traitement énergique suivant est mis en usage par l'interne de garde : ventouses sèches en avant et en arrière, des deux côtés; sinapismes aux membres inférieurs (à renouveler), potion à l'ipéca et à la digitale.

Sous l'influence de la médication, une certaine amélioration ne tarde pas à se produire; trois ou quatre heures environ après le début de l'accès, la dyspnée diminue de violence,

l'angoisse s'atténue ; à une toux continue succèdent des quintes séparées les unes des autres par un certain intervalle. Ce
mieux-être persiste et s'accentue pendant le reste de la soi-
rée. A 4 heures du matin, c'est-à-dire douze heures après le
début de l'accès, le patient est presque rétabli et ne présente
plus qu'une dyspnée légère ; l'expectoration seule persiste encore, mais n'est plus sanguinolente. Le malade se plaint seulement d'une grande fatigue et d'une douleur en ceinture, ou
plutôt d'un endolorissement siégeant au niveau des attaches
diaphragmatiques.

A la visite du matin, on constate que les râles ont presque
disparu ; la respiration est facile, de fréquence normale ; le
pouls s'est régularisé. Le malade continue sa potion ; on l'engage en outre à se soumettre au régime lacté : il refuse, pré-
textant une intolérance pour cet aliment, qui se serait traduite
à plusieurs reprises dans ces dernières années. On prescrit
alors du bouillon et du jus de viande.

Le surlendemain de la crise, le malade étant à peu près
remis de sa fatigue, et la netteté des bruits cardiaques n'étant
plus masquée par la superposition des râles pulmonaires,
M. le professeur Grasset procède à l'examen des différents
appareils.

Le malade est maigre ; sa figure est pâle, avec des plaques
rouges au niveau des pommettes ; on constate une légère suf-
fusion jaunâtre des sclérotiques.

Le cœur, sur lequel se portent les premières investigations,
à cause des antécédents du malade et des symptômes qu'il a
présentés au début de l'accès, présente une énergie anormale
de ses battements, qui sont perceptibles à la vue ; au palper,
on constate un frémissement précordial ; la matité cardiaque
est accrue ; enfin l'auscultation révèle un double souffle à chacun des orifices mitral et aortique. Il existe donc une double
lésion à chaque orifice : une insuffisance et un rétrécissement

à l'orifice mitral, un rétrécissement et une insuffisance à l'ori
fice aortique. Et ce qui prouve bien qu'il s'agit là d'une double
altération organique de l'orifice auriculo-ventriculaire et de
l'orifice artériel, et non d'une lésion unique dont la manifes-
tation symptomatique serait propagée par continuité de tissus
d'un orifice à l'autre, c'est qu'il existe au siége de chacun des
foyers habituels d'auscultation des orifices un maximum très-
net, les souffles s'atténuant dans l'espace intermédiaire. De
plus, le souffle d'insuffisance mitrale se propage dans l'aisselle, les souffles aortiques dans les vaisseaux du cou.

Les pulsations artérielles sont énergiques, les vaisseaux
athéromateux; on voit battre les carotides et les temporales :
c'est la « danse des artères » dont parle M. Péter. Le pouls
radial est le type du pouls de l'insuffisance aortique; l'impul-
sion brusque et énergique ressemble, suivant la comparaison
d'Aran, à celle d'un ressort; il est dépressible, fuyant, bondissant et défaillant, comme disait Stokes. Le tracé sphyg-
mographique révèle une ascension brusque, énergique et ver-
ticale; au sommet, le crochet de l'insuffisance et le plateau du
rétrécissement; enfin une ligne de descente inclinée et tri-
crote. Il n'existe pas d'inégalité marquée des pulsations ; les
lignes d'ascension ont des hauteurs à peu près égales, et l'intervalle qui les sépare se maintient le même entre les diverses
pulsations. Enfin, par moments, surviennent des faux pas dont
l'un de nos tracés présente un exemple.

Nous avons cru devoir joindre à notre observation les tracés recueillis le jour même de l'examen, et que l'on a bien
voulu nous communiquer.

L'appareil respiratoire n'offre plus aucun vestige du drame
morbide qui s'est accompli quelques jours auparavant. Une
auscultation minutieuse ne permet de constater en aucun point
des râles humides; tout au plus perçoit-on de temps en temps
quelque râle sec de sibilance. La respiration est un peu rude

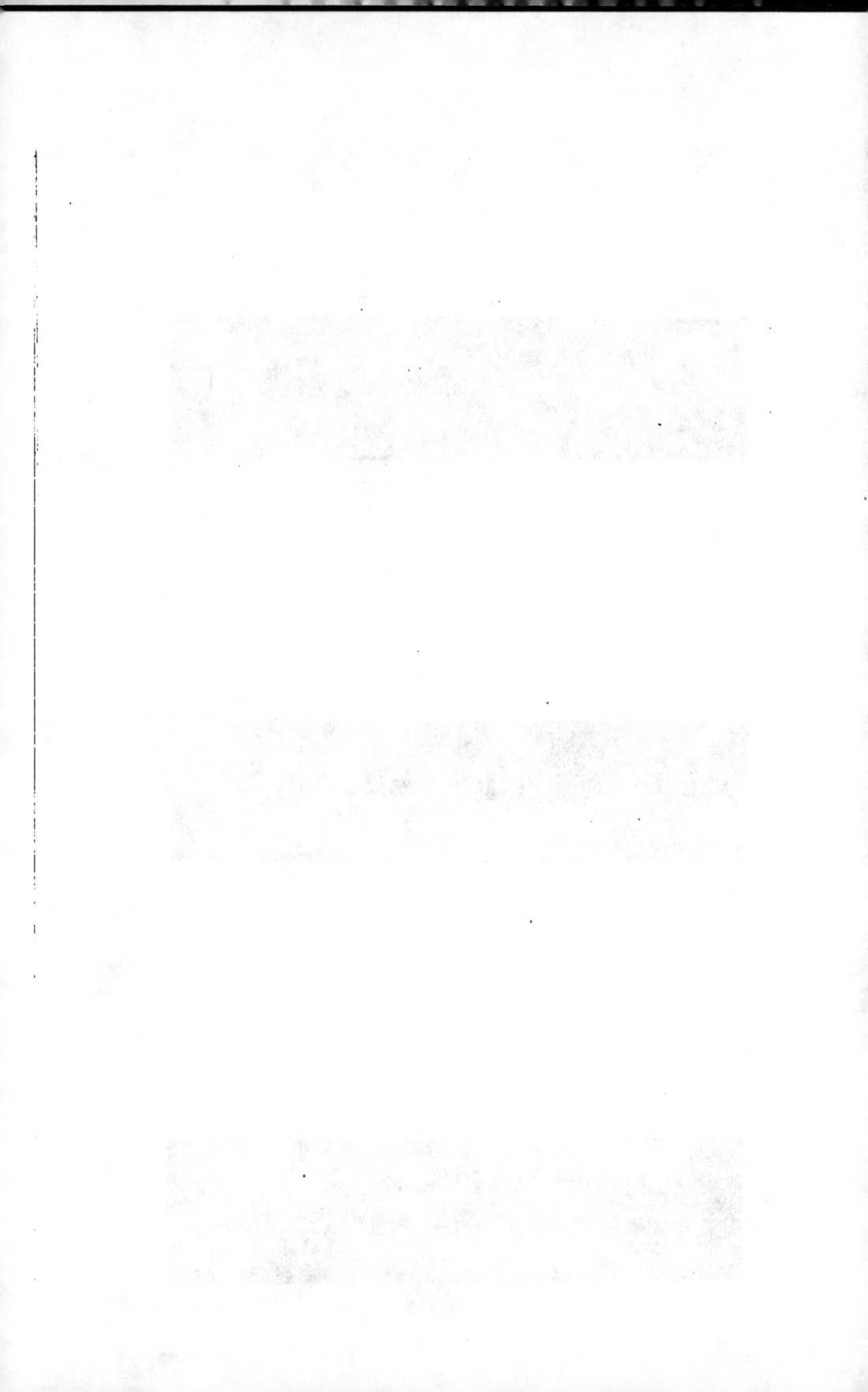

et s'accompagne d'une expiration prolongée aux deux sommets, sans bruits anormaux : ce n'est pas autre chose qu'un peu de sclérose, dont on s'explique la production par la connaissance des antécédents alcooliques du sujet.

Les fonctions digestives s'accomplissent régulièrement; la langue n'est pas saburrale. Le foie semble un peu congestionné; ses diamètres verticaux sont légèrement accrus.

Aucune modification du côté du système nerveux.

Les urines sont normales comme aspect et quantité; pas de dépôt; la fréquence des mictions ne présente rien d'exagéré. L'examen chimique des urines n'a pas été pratiqué au moment de la crise; le surlendemain, on n'y trouve pas trace d'albumine.

L'amélioration, déjà si notable le jour de l'examen, ne se dément pas les jours suivants. Les forces reviennent vite : le 3 mars, c'est-à-dire neuf jours après la crise, le malade descend dans la cour; le 6, il est entièrement rétabli et se sent disposé à quitter l'hôpital.

En somme, voilà un cardiaque chez lequel, sous l'influence d'une émotion, éclatent des accidents aigus extrêmement intenses du côté des voies respiratoires. Les signes physiques et fonctionnels permettent de conclure à un œdème pulmonaire. Au bout de quelques heures, les accidents s'atténuent dans des proportions notables; le surlendemain, on ne retrouve plus aucune trace matérielle de l'épiphénomène morbide. Nous verrons plus loin, à propos de la pathogénie, quelle explication on en peut donner et quel rapport on peut établir entre ces manifestations pulmonaires aiguës et passagères et la lésion cardiaque ancienne dont le malade est porteur.

Observation II

Œdème aigu du poumon chez une cardiaque.— Intensité remarquable des
phénomènes. — Disparition rapide des accidents pulmonaires.

Il s'agit d'une religieuse âgée de soixante-dix ans environ.

La diathèse rhumatismale, dans ses manifestations franches
du moins, fait défaut chez les ascendants et collatéraux. La
malade compte plusieurs migraineux dans sa famille, et, détail important à noter, un frère et une sœur sont morts, jeunes
encore, avec de l'ascite et un anasarque généralisé.

Malgré une complexion grêle, elle a joui d'une santé excel-
lente, qui lui a permis de remplir, jusqu'à l'heure actuelle, les
devoirs de son ministère. Elle se rappelle seulement avoir
eu la fièvre typhoïde à l'âge de dix-sept ans; la maladie fut
grave, s'accompagna de déterminations pulmonaires intenses
et nécessita, une fois la guérison obtenue, l'usage exclusif du
régime lacté pendant une année. Depuis cette époque, elle n'a
jamais souffert que de migraines ; ces manifestations, qui ont
débuté vers l'âge de vingt ans, ont actuellement disparu depuis cinq ou six ans. En tout cas, et c'est là un point important à préciser, elle n'a pas eu de rhumatisme.

Depuis un an environ, elle s'est aperçue que sa respiration
devient courte; à la moindre fatigue survient de la dyspnée;
elle ne peut marcher un peu vite, faire l'ascension d'un esca-
lier, sans être obligée de s'arrêter fréquemment pour reprendre haleine. Elle est souvent prise de *vertiges*, et c'est là un
des phénomènes sur lesquels elle insiste le plus : tantôt sans
cause, tantôt et surtout à la moindre émotion, ou encore lorsqu'elle relève un peu brusquement sa tête baissée, elle sent
sa vue s'obscurcir, un nuage s'étend devant ses yeux, son
intelligence s'obnubile pendant quelques secondes, et elle

éprouve une sensation de vide intérieur; dans ces circonstances, elle est souvent obligée de se retenir aux objets qui l'environnent pour ne pas tomber. D'autres fois, ce sont des bourdonnements d'oreille, des battements pénibles dans les tempes. Elle a constaté aussi des palpitations ; mais, parmi les phénomènes qu'elle accuse, ce sont peut-être les moins fréquents, ceux sur lesquels son attention s'est le moins arrêtée. Avec cela, l'appétit est bon, les fonctions digestives s'accomplissent régulièrement, le sommeil est suffisant.

En novembre dernier est survenue une *première crise* : la malade était en ville, lorsqu'elle a été prise subitement, dans la maison où elle se trouvait, d'accidents dyspnéiques violents, qui ont duré une heure environ ; au bout de ce laps de temps, l'amélioration a été suffisante pour qu'on pût la ramener chez elle ; dès le lendemain, elle reprenait son service.

Au commencement du mois de février, alors que le premier accident était presque oublié, l'appétit a disparu et l'essoufflement a augmenté ; elle a néanmoins voulu continuer son service, plus fatigant encore pendant la saison rigoureuse.

Le 6 février, dans la nuit, sans cause occasionnelle apparente, une heure environ après l'ingestion d'une tasse de lait chaud, sont survenus des phénomènes dyspnéiques d'allures véritablement effrayantes. L'interne de garde, appelé aussitôt, la trouva dans l'état suivant :

La malade est assise sur son lit et ne peut supporter le décubitus dorsal ; la face est d'une pâleur terreuse, les lèvres sont violacées, le nez froid. Les membres supérieurs et inférieurs sont refroidis ; une sueur froide couvre tout le corps ; la peau est marbrée ; il existe une aphonie complète. Les mouvements respiratoires sont très-fréquents, et, néanmoins, l'hématose est plus qu'insuffisante : il y a véritablement asphyxie ; l'angoisse et l'agitation sont à leur comble. La toux est fréquente, pénible ; elle s'accompagne d'une expectoration peu abondante et spumeuse, non sanguinolente.

Le pouls contraste, par ses caractères, avec la gêne de la circulation périphérique : il est plein, peu fréquent, mais dépressible et irrégulier.

A l'auscultation on constate, dans toute l'étendue de la poitrine et des deux côtés, des bouffées de râles humides fins, qui s'entendent aux deux temps de la respiration ; pas de souffle ni de retentissement de la voix.

Les bruits du cœur sont masqués par ces râles ; on constate seulement leur profondeur et leur irrégularité.

En présence de ces phénomènes, et grâce à la notion fournie par les assistantes que la malade était traitée depuis le mois de novembre par M. le professeur Combal pour une affection cardiaque, le traitement suivant fut immédiatement mis en usage : sinapismes aux membres inférieurs, linges chauds en application sur toute la surface du corps, ventouses sèches en grand nombre, potion à la digitale, ipéca et alcool.

Au bout de trois heures environ, une amélioration notable se produit : la toux diminue de fréquence, la gêne respiratoire s'atténue sans disparaître complétement, le pouls est encore irrégulier.

Le lendemain matin, M. le professeur Combal, appelé, trouve la malade dans un état relativement satisfaisant : la dyspnée est beaucoup moindre ; il n'y a pas de fièvre ; le pouls est athéromateux, bondissant et irrégulier. Les râles humides ont abandonné une partie de l'arbre bronchique ; il n'en reste plus qu'aux deux bases ; la respiration est normale dans les deux tiers supérieurs des deux côtés. L'expectoration est assez abondante et présente les mêmes caractères que dans la nuit.

L'auscultation du cœur, devenue possible, révèle un double souffle d'insuffisance et de rétrécissement à l'orifice aortique et à l'orifice mitral ; les souffles de l'aorte sont beaucoup plus intenses et mieux timbrés que ceux de l'orifice auriculo-ventriculaire. Ces derniers peuvent cependant être nettement isolés; ils ont un maximum à la pointe et se propagent dans l'aisselle. En outre des souffles aortiques, les bruits de l'orifice artériel ont un timbre métallique très-marqué; le second temps est fortement claqué; la percussion révèle une exagération des dimensions transversales de l'aorte. Ces signes dénotent une inflammation chronique de l'aorte ascendante et des sigmoïdes d'origine athéromateuse, ainsi qu'une dilatation du vaisseau à son origine.

Les bruits du cœur se perçoivent nettement en arrière. Il existe en arrière et du côté droit du thorax une voussure, au niveau de laquelle la percussion donne de la sonorité; cette déformation a, paraît-il, existé de tout temps.

M. le professeur Combal approuve le traitement qui a été employé, et engage à continuer la potion à l'ipéca et la digitale. Le régime lacté est en outre institué.

Le troisième jour, il n'existe plus de bruits anormaux au niveau du poumon; l'état général est bon, à part une extrême fatigue et un endolorissement inévitables après une crise aussi violente; la potion est alors suspendue.— Mais le lendemain, dans l'après-midi, devant une légère reprise de la dyspnée et une irrégularité plus marquée du pouls, elle est prescrite à nouveau et continuée deux jours encore.

Au bout de quinze jours, la malade est entièrement remise et en état de reprendre ses fonctions.

Pendant les jours qui ont suivi la crise, il n'a pas été constaté d'albumine dans les urines.

Dans cette observation comme dans la précédente, l'œdème pulmonaire, suraigu dans son apparition, a disparu au bout de quelques heures, sans laisser d'autre trace qu'une atonie générale, dont la malade est restée plusieurs jours à se remettre.

Ces deux observations présentent entre elles des analogies

2

nombreuses et remarquables, en même temps que quelques différences.

Voyons d'abord les analogies :

Les lésions cardiaques chroniques, qui tiennent les phénomènes pulmonaires sous leur dépendance, sont identiques chez les deux malades : dans les deux cas, il existe une double lésion mitrale et aortique ; de plus, c'est la lésion aortique qui domine la scène, tant au point de vue des phénomènes locaux que des phénomènes généraux. Les malades sont habituellement pâles, jamais bouffis : c'est la forme sèche des maladies du cœur. On ne constate pas chez eux cet œdème des malléoles, cette congestion passive habituelle des poumons, qui sont l'apanage des mitraux avancés. Tous deux sont sujets au vertige, au vide cérébral ; ils éprouvent des bourdonnements d'oreille, sentent battre leurs temporales. La lésion mitrale coexistante est réduite dans ses manifestations symptomatiques, et n'a imprimé son cachet ni à l'état général des malades, ni au pouls, qui, dans les deux cas, est un type de pouls aortique.

L'hérédité joue un rôle indiscutable dans la production des lésions cardiaques chez nos malades. Il suffit pour le prouver de rappeler que, dans leurs deux historiques, sont relatés des accidents très-probablement d'origine cardiaque, survenus chez des membres de leurs familles : l'un a perdu son père et son frère à la suite d'une affection de cette nature ; l'autre a vu mourir une sœur et un frère avec un anasarque généralisé. Le rhumatisme fait, il est vrai, défaut dans les accidents héréditaires ; mais les deux malades sont évidemment de souche arthritique, et les migraines que l'on retrouve dans les deux familles ne sont pas autre chose, comme l'a dit si bien M. Bouchard et comme l'enseigne depuis longtemps M. le professeur Combal, que des manifestations diathésiques.

La crise pulmonaire a présenté un aspect identique chez

tous les deux : même début brusque après quelques jours de prodromes vagues, même acuité des phénomènes, mêmes symptômes généraux et locaux, même disparition rapide, à laquelle n'a peut-être pas été étrangère la médication énergique qui a été mise en usage.

A côté de ces analogies, signalons les différences :

A part la question de l'hérédité, qui est positive dans les deux cas, chez l'employé de commerce et la religieuse, l'étiologie personnelle est bien différente, et l'on peut dire que la lésion cardiaque est plus justifiée chez le premier.

Chez celui-ci, abstraction faite des antécédents héréditaires, la lésion mitrale est expliquée par un rhumatisme grave à manifestations successives, survenu il y a quelques années, et la lésion aortique par des habitudes invétérées d'alcoolisme. Chez celle-là, on ne peut invoquer comme cause déterminante que l'âge et la fatigue d'une vie consacrée au soulagement de ses semblables. On peut dire que le premier avait plus de raisons que la seconde pour devenir cardiaque.

Mais aussi quelle différence quant à la date d'invasion des phénomènes morbides : tandis que l'un, usé avant l'âge, a présenté, tout jeune encore, les premiers symptômes de la maladie, ceux-ci n'ont apparu chez la seconde que lorsque l'usure lente, produite par une vie laborieuse, a mis les tissus en état de faiblesse relative. Actuellement, ils présentent tous deux des lésions identiques ; ils sont aussi gravement atteints, l'un à trente-six, l'autre à soixante-dix ans.

Le premier malade vient de réaliser sa première crise d'œdème aigu ; la seconde avait déjà présenté une atteinte légère, il y a quelques mois à peine, et la différence d'intensité qui a été constatée entre ces deux manifestations, réalisées à un aussi court intervalle, assombrit considérablement le pronostic.

La cause occasionnelle de l'accès d'œdème aigu est manifeste pour le premier malade : c'est à la suite d'une violente discussion, par conséquent d'une émotion vive, qu'il a immédiatement réalisé sa crise. Chez la seconde, il est impossible de retrouver, à l'origine de l'accès, une cause quelconque ayant pu déprimer brusquement l'organe central de la circulation. Dans les deux cas il y a eu des prodromes, mais ils sont beaucoup plus marqués dans la deuxième observation. Le premier malade a éprouvé seulement une diminution notable de l'appétit, sans essoufflement ni palpitations ; la seconde a vu son oppression habituelle s'accroître progressivement, en même temps qu'un malaise général se faisait sentir.

La violence et la durée de l'accès ont été à peu près idenques ; la congestion semble pourtant avoir été plus vive chez le premier, dont les crachats étaient striés de sang.

La convalescence s'est plus vite et plus solidement affirmée chez le premier ; l'âge avancé de la seconde et l'existence d'une crise antérieure ont un peu retardé la *restitutio ad integrum;* au troisième jour, une rechute s'est fait craindre un instant.

Malgré ces différences de détail, intéressantes toutefois à signaler, les remarquables analogies que présentent ces deux malades permettent de les présenter parallèlement comme des types de cardiaques ayant réalisé un œdème aigu du poumon.

SYMPTOMES

L'œdème aigu du poumon survient sous forme d'accès, séparés les uns des autres par un espace de temps variable.

Le début de l'accès est essentiellement caractérisé par sa *brusquerie;* quelquefois il existe des *prodromes,* consistant en un vague malaise précédant de quelques jours la crise, une diminution de l'appétit et des troubles dyspeptiques, ou encore une exagération des symptômes habituels des lésions aortiques (vertiges, palpitations, céphalée, bourdonnements d'oreille, battements violents dans les artères).

Qu'il ait existé ou non des prodromes, la crise débute brusquement, avec ou sans cause occasionnelle, le malade ne présentant ni œdème des membres inférieurs, ni ascite.

Ce qui domine la symptomatologie au point de vue fonctionnel, c'est la *dyspnée.* Tout d'un coup, le malade se sent étouffer; il se dresse sur son séant, et, surpris, épouvanté, en proie à l'angoisse la plus vive, il cherche, en multipliant les inspirations, à absorber l'oxygène qui lui fait défaut.

Le nombre des mouvements respiratoires est considérable; et cependant, malgré les efforts les plus violents, le malheureux cardiaque ne peut arriver à s'hématoser. Haletant, il cherche partout un point d'appui qui lui permette de forcer davantage; il sent qu'un obstacle s'oppose à la pénétration de l'air dans l'arbre aérien; cet obstacle, il ne peut le vaincre. La face pâle, les lèvres violacées, couvert de sueur, les extrémités froides, il lutte contre l'asphyxie.

En même temps qu'il éprouve cette dyspnée, qui d'emblée

aboutit à l'orthopnée, il tousse. La *toux* est violente, continue ; elle se reproduit à presque toutes les expirations, qui
se font sans reprises ni sibilance. Elle s'accompagne d'une
expectoration abondante, aérée, ténue, quelquefois visqueuse ;
quand la congestion atteint son maximum, les crachats sont
sanguinolents : ce dernier phénomène a été constaté chez
notre premier malade.

Tels sont les symptômes fonctionnels qui dominent la scène
morbide.

En présence d'un pareil tableau, l'attention se porte aussitôt vers l'appareil respiratoire, et c'est de ce côté que l'on
dirige les premières investigations.

La percussion révèle une sonorité normale, quelquefois légèrement diminuée ; la paroi thoracique offre souvent une
résistance un peu supérieure à la normale ; les vibrations sont
conservées et ne présentent pas d'exagération. Jusqu'ici rien
de caractéristique : l'auscultation seule décèlera la véritable
nature des phénomènes observés. *Dans toute l'étendue du
champ respiratoire*, aussi bien en avant qu'en arrière, au
sommet qu'à la base, et des deux côtés, l'oreille perçoit, aux
deux temps de la respiration, une pluie non interrompue de
râles humides. Ces râles sont fins, inégaux ; ils ont leur siège
dans les bronchioles. Les auteurs ne sont pas d'accord sur
le terme qui doit servir à les désigner ; pour Woillez, ce se-
raient des râles crépitants analogues à ceux de la pneumonie ; la plupart des auteurs y voient des sous-crépitants fins ;
Walshe les considère comme des râles à fines bulles, qu'on
ne peut distinguer du vrai râle crépitant ; M. Jaccoud pense
qu'ils tiennent le milieu entre le râle crépitant type et le sous-
crépitant fin. Quoi qu'il en soit de l'interprétation, ce sont
là évidemment des râles humides, produits par un liquide ex-
sudé dans l'intérieur des fines bronches.

Avec cela, il n'existe pas de symptômes phlegmasiques du

côté des bronches ni du parenchyme pulmonaire; si le timbre respiratoire est quelquefois un peu élevé, du moins on ne constate ni souffle tubaire, ni retentissement de la voix, pas même de la sibilance. Enfin la fièvre, compagne obligée de toute phlegmasie un peu intense, fait totalement défaut; il existe plutôt un abaissement de la température périphérique.

L'auscultation du cœur, au moment de l'accès, est impossible; les bruits et souffles cardiaques sont masqués par les bouffées de râles qui éclatent dans le voisinage. Le *pouls*, au contraire, peut donner des indications précieuses : il est plein, irrégulier, présente de temps en temps un faux pas, et contraste par sa lenteur avec l'activité respiratoire; l'artère, comprimée, se laisse facilement déprimer et témoigne par son peu de résistance d'une énergie purement apparente de la circulation.

Les fonctions intellectuelles ne présentent aucune altération; le malade a toute sa connaissance et envisage avec épouvante le danger de son horrible situation.

Les phénomènes qui caractérisent le début de l'accès étant décrits, quelle est la marche de la crise? Au bout de deux ou trois heures en moyenne, surtout si une médication appropriée est mise en usage, les phénomènes s'atténuent progressivement; la dyspnée devient intermittente; à une toux continue succèdent des quintes, séparées les unes des autres par des intervalles de repos; l'expectoration devient plus facile, le sang disparaît des crachats. Le malade épuisé peut, dans l'intervalle de ses quintes, goûter un instant de repos dans le décubitus dorsal.

Quelques heures après, on retrouve le patient revenu presque à l'état normal: la dyspnée a disparu, la toux est rare, l'expectoration seule persiste; le malade finit d'évacuer ses bronches. Si on l'ausculte, on perçoit une respiration normale à la partie supérieure des poumons; les râles fins ne persistent plus qu'aux bases. A part un état de faiblesse et d'anéantissement facile à concevoir, on peut déjà le considérer comme à peu près rétabli. Les bruits du cœur se perçoivent facilement, et l'on peut dès lors établir sur des bases certaines la pathogénie des accidents.

Le lendemain, il ne reste plus trace du drame; on ne trouve pas d'albumine dans les urines.

Telle est la marche que nous avons constatée dans nos deux observations. En est-il toujours ainsi? Nous manquons là-dessus de statistique, et n'avons pu réunir des éléments suffisants pour en établir une. Néanmoins, vu l'intensité et la généralisation des phénomènes morbides, il semble évident, à *priori*, que des accidents graves et même mortels peuvent survenir pendant l'accès; par exemple une rupture du cœur, une apoplexie pulmonaire, une syncope fatale.

Voilà pourquoi on ne doit, en aucun cas, considérer l'œdème aigu comme ayant une tendance naturelle à la guérison; mais bien au contraire chercher, par une médication énergique, à provoquer la résolution des phénomènes le plus rapidement possible.

Une fois calmée, la crise a des tendances à se reproduire; une rechute peut déjà survenir les jours suivants (l'observation II en fournit un exemple). En tout cas, les récidives sont malheureusement à craindre, et, détail important, chaque atteinte nouvelle revêt un cachet de gravité plus grande et présente une durée plus longue de l'accès (obs. II); il suffit de signaler ce fait pour en déduire immédiatement des conclusions pronostiques.

DIAGNOSTIC

Lorsque le malade est connu, lorsqu'on a des notions exactes sur l'état de son cœur, on ne peut éprouver d'hésitation quand on est appelé à constater les phénomènes que nous venons de décrire : la brusquerie du début, la véhémence des symptômes, la généralisation et l'aspect des lésions, l'absence de fièvre, permettent d'affirmer l'existence d'un œdème aigu, sur lequel l'attention est spontanément éveillée par la connaissance des antécédents. Mais, lorsqu'on visite pour la première fois un malade que l'on trouve en pleine crise, et dont l'histoire pathologique est inconnue, il est besoin d'une analyse minutieuse des symptômes pour rattacher les phénomènes observés à leur véritable origine.

Nous allons passer rapidement en revue les actes morbides qui peuvent faire l'objet d'un diagnostic différentiel avec la lésion qui nous occupe :

La *bronchite capillaire* présente, comme l'œdème aigu, de la dyspnée, de la toux, de l'expectoration, des râles fins un peu partout et, en outre, les signes d'une hématose insuffisante. Mais le début du catarrhe suffocant est loin d'offrir la même brusquerie ; aux sous-crépitants fins sont associés des râles ronflants et sibilants, qui contribuent à la production du bruit de tempête décrit par Récamier ; on constate, en plus, du souffle à l'auscultation ; la fièvre est intense.

La *pneumonie*, dont les râles sont difficiles à distinguer de ceux de l'œdème (Woillez, Walshe), outre qu'elle présente un point de côté, des crachats toujours rouillés, une matité limitée, des vibrations exagérées, du souffle tubaire, de la bronchophonie, n'offre pas une généralisation comparable à celle de l'œdème. Le pneumonique a la face rouge et injectée, celle du cardiaque est pâle ou violacée; le premier a une fièvre intense, le second est apyrétique ou hypothermique.

Les mêmes arguments, avec quelques modifications de détail, serviront à éliminer la *fluxión de poitrine*, ou congestion active portant à la fois sur la plèvre et le poumon.

La *pleurésie sèche*, même double, est moins généralisée que l'œdème; son début est moins subit, sa marche est fébrile. Le frottement pleural est un bruit sec et superficiel.

Le diagnostic différentiel avec la *granulie* est déjà plus difficile : dyspnée, toux, expectoration, râles fins généralisés, palpitations, se trouvent réunis dans les deux cas. L'absence de fièvre, d'hémoptysie abondante, d'antécédents suspects, la brusquerie du début, la courte durée de l'accès, plaident en faveur de l'œdème. (Nous nous plaçons, bien entendu, dans l'hypothèse où les bruits du cœur sont masqués par l'abondance des râles.)

L'*urémie à forme dyspnéique* présente avec l'œdème aigu bien des analogies apparentes : les lésions cardiaques et l'athérome artériel existent dans les deux cas, l'abaissement de température leur est commun. La dyspnée urémique est tantôt une dyspnée *sine materia*, auquel cas les signes physiques de l'œdème pulmonaire font défaut; tantôt une dyspnée avec œdème du poumon; mais alors elle coïncide avec un anasarque généralisé, souvent même avec de l'ascite, tous phénomènes qui font défaut dans l'œdème aigu d'origine aortique. L'urémie s'accompagne en outre de troubles cérébraux, du type respiratoire de Cheyne-Stokes; enfin les urines renferment des proportions notables d'albumine.

L'invasion d'un *accès d'asthme* est brusque, sa durée courte, la *restitutio ad integrum* complète; pendant la crise, la dyspnée est intense, la température ne s'élève pas ; l'asthme peut coexister avec des affections cardiaques, qu'il tient quelquefois sous sa dépendance. Mais la dyspnée asthmatique présente des caractères particuliers : la respiration est sifflante, les poumons sont toujours distendus au maximum par l'air inspiré. Des deux éléments qui constituent l'asthme, l'élément nerveux et l'élément catarrhal, le premier l'emporte de beaucoup ; en sorte que, même à une période avancée, on ne retrouve jamais la généralisation des râles fins qui caractérise l'œdème aigu.

L'*angine de poitrine* ressemble beaucoup à la lésion que nous étudions par l'invasion subite de ses accès, l'intensité de ses symptômes, leur disparition rapide, la coexistence de lésions aortiques. Mais, tandis que dans l'œdème du poumon c'est la dyspnée et l'anoxhémie qui dominent, dans l'*angor pectoris*, c'est la douleur et l'apnée : la douleur est rétrosternale et se propage au bras gauche ; l'apnée est la conséquence de l'immobilisation du thorax provoquée par la douleur. A l'auscultation, les signes physiques de l'œdème pulmonaire font entièrement défaut.

Enfin l'*apoplexie pulmonaire* (coup de sang pulmonaire de M. Jaccoud) se rapproche de l'œdème aigu par l'oppression extrême qu'elle provoque, par la sous-crépitation fine qui l'accompagne, et par ce fait qu'elle survient habituellement dans le cours d'une lésion cardiaque. Mais ici encore que de différences. L'apoplexie pulmonaire survenant à la suite d'infarctus, les lésions pulmonaires sont nécessairement limitées, et la zone de congestion qui entoure l'infarctus n'occupe qu'une portion restreinte du parenchyme. En outre, et c'est là la caractéristique de l'apoplexie du poumon, le principal symptôme de la lésion est une hémoptysie, tantôt abondante (Laënnec), tantôt peu intense, mais se prolongeant des mois entiers (Walshe) ; enfin on perçoit du souffle au niveau de l'infarctus. L'apoplexie pulmonaire est habituellement mortelle.

ÉTIOLOGIE

Nous n'avons pas à nous préoccuper des causes qui peuvent donner naissance à la lésion aortique qui domine la scène. Que l'on retrouve à l'origine de celle-ci la diathèse rhumatismale, l'alcoolisme, le saturnisme, la vieillesse, le surmenage, nous devons envisager ici les causes occasionnelles qui, chez un aortique, provoqueront l'apparition d'un œdème aigu du poumon. Or on est encore loin d'être fixé là-dessus. Tantôt, en effet (et notre obs. I en offre un exemple), l'accès survient à la suite d'une émotion, d'une fatigue, d'un mouvement de colère ; tantôt il est impossible de découvrir la cause provocatrice (obs. II). En tout cas, comme nous l'allons démontrer, l'œdème aigu ne peut se produire que s'il existe une rupture brusque de l'équilibre cardiaque.

PATHOGÉNIE

L'œdème aigu du poumon survenant chez un malade atteint de lésions aortiques ne doit pas être confondu avec les congestions passives des poumons qui sont habituelles chez les autres cardiaques, et font partie du cadre symptomatique de la maladie principale.

Pour bien établir la différence, il est nécessaire d'esquisser un tableau rapide du mitral et de l'aortique, et du mécanisme de la compensation chez ces deux variétés de cardiaques.

Le mitral est un cardiaque humide, œdémateux, pulmonaire. Qu'il soit atteint d'un rétrécissement ou d'une insuffisance, les phénomènes de stase sont précoces chez lui ; du moment où sa lésion est installée, il tousse facilement ; à la moindre fatigue, les bases de ses poumons se congestionnent, il est essoufflé, ses chevilles s'enflent ; de temps en temps il crache un peu de sang. Lorsqu'une cause un peu plus dépressive agit sur le centre circulatoire, il s'infiltre de partout ; rapidement il tombe en asystolie. Mais, en revanche, la thérapeutique a longtemps action sur lui ; un peu de digitale pour relever son cœur, quelques diurétiques et purgatifs pour vider son tissu cellulaire, ont facilement raison des premiers accidents d'asystolie. A mesure que les attaques se multiplient, l'action thérapeutique s'épuise ; mais n'est-ce pas déjà un grand avantage que d'avoir pu résister aux premières atteintes du mal ?

Le mitral n'a qu'à faire son profit de ses premiers avertissements ; avec une hygiène rigoureuse et un régime bien approprié, il peut longtemps encore éviter le retour des accidents.

L'aortique, au contraire, est un cardiaque sec, nerveux, cérébral ; jamais il ne s'enfle ; il est rare qu'il tousse. Mais, par contre, il est sujet aux palpitations, aux vertiges, aux éblouissements ; presque toujours il est athéromateux ; les battements de ses artères l'impressionnent péniblement.

Souvent la mort est subite chez l'aortique ; quand par hasard il attend l'asystolie, celle-ci l'emporte facilement, sans lui distribuer les avertissements dont elle était prodigue envers le mitral.

Pourquoi ces différences, et d'où vient une opposition si nette entre deux individus chez lesquels le même organe est atteint en des points différents ? Le mécanisme et la marche des lésions, variables suivant leur point de départ, vont nous l'apprendre.

Quand la valvule mitrale se trouve insuffisante, une partie de l'ondée sanguine reflue, à chaque systole, dans l'oreillette gauche, et de là dans les veines pulmonaires ; d'où stase habituelle dans les parties les plus déclives du poumon, en vertu des lois de la pesanteur, et symptômes traduisant extérieurement la congestion passive des bases. La circulation, gênée dans le poumon, déterminera une augmentation de tension dans l'artère pulmonaire et le ventricule droit, consécutivement une dilatation de cette cavité et une insuffisance tricuspide. Or la triglochine est le grand régulateur de la circulation veineuse, et ses altérations, comme on l'a dit, ouvrent la porte à l'asystolie. Le reflux du sang dans les veines caves détermine la stase dans tous les capillaires de la circulation générale, de la veine-porte, et l'ascite s'installe avec l'anasarque. Mais que l'on administre à ce moment un tonique du cœur, en même temps que l'on chassera les exsudats accumulés dans les tissus, l'agent thérapeutique trouvera un organe obéissant, tout disposé à réveiller sa contractilité et à s'hypertrophier un peu pour suffire à sa tâche.

Les mêmes phénomènes peuvent se reproduire bon nombre de fois sans épuisement notable de l'organe, parce que sa puissance compensatrice ne sera mise en jeu chaque fois que dans des proportions minimes. Or, comme dit Jaccoud, c'est l'état du muscle qui domine la situation.

Considérons, au contraire, ce qui se passe chez l'aortique. Qu'il s'agisse d'une insuffisance ou d'un rétrécissement des sigmoïdes, il se produira à chaque diastole une accumulation anormale de sang en amont de l'orifice, c'est-à-dire dans le ventricule gauche. Les parois de cette cavité, douées d'une épaisseur considérable et d'un pouvoir d'hypertrophie proportionnel, compenseront longtemps, par un développement de plus en plus accusé, la lésion d'orifice. A mesure que la maladie fera des progrès, le volume de la cavité augmentera, l'épaisseur des parois croîtra, et, grâce à ces phénomènes qui réalisent une compensation parfaite, les symptômes resteront les mêmes; ou du moins, si les symptômes primitifs subissent quelque exagération (palpitations, phénomènes céphaliques), il ne se produira pas de manifestations surajoutées.

Mais cette compensation aura des limites; un jour viendra où l'hypertrophie, parvenue à son maximum, ne pourra plus s'accroître. Que, pour une cause ou pour une autre, la contractilité du cœur diminue à ce moment, le ventricule gauche se dilatera sans s'hypertrophier, la valvule mitrale deviendra insuffisante, et la colonne sanguine refluera dans l'oreillette gauche et le poumon. Elle refluera dans ce dernier organe avec une violence correspondant à l'intensité de la lésion mitrale (proportionnelle elle-même à l'hypertrophie des parois ventriculaires et à la dilatation de la cavité); la lésion pourra être telle d'emblée que la congestion passive envahira la totalité des poumons, et produira dans ces viscères une espèce d'*asystolie aiguë*. Et cela sans que la grande circulation soit le moins du monde atteinte, par conséquent sans ascite ni anasarque. Telle est l'origine de l'*œdème aigu*.

Supposons un moment que l'envahissement total du poumon ne produise pas l'asphyxie, et que les lésions poursuivent leur cycle sans qu'on cherche à les enrayer. L'orifice pulmonaire et la trilochine seront successivement forcés, le domaine de la grande circulation sera envahi par la stase, et les symptômes de l'asystolie générale éclateront.

Comme dans l'espèce précédente, on administrera des toniques du cœur; mais tandis que, chez le malade primitivement mitral, les stimulants de la fibre cardiaque exercent leur action sur des parois saines et pouvant s'hypertrophier, ces mêmes agents ne rencontreront plus chez l'aortique qu'un organe épuisé, ayant déjà atteint les extrêmes limites de la compensation possible. La contractilité de ses parois pourra encore être réveillée; mais ses facultés hypertrophiques ne pourront plus être mises en jeu; à la première alerte, il succombera.

Cette discussion, un peu schématique peut-être, a l'avantage de faire ressortir la gravité des congestions passives, chez l'aortique, et la signification pronostique de l'œdème aigu du poumon chez cette variété de malades. Non-seulement l'œdème aigu est grave par lui-même par suite du trouble profond qu'il apporte à l'hématose; mais encore il doit être considéré comme l'avant-coureur de troubles plus graves encore du côté de la circulation générale, qu'une médication énergique peut seule conjurer.

TRAITEMENT

On a vu, dans l'étiologie, que si, dans certaines circonstances, il n'est pas possible d'attribuer à une cause occasionnelle l'œdème aigu du poumon, la cause originelle est d'autres fois parfaitement déterminée; nous avons cité les émotions, les fatigues, etc. L'expérience suivante permet de se rendre compte du mode d'action de ces causes: si chez un chien on pratique la section du pneumo-gastrique, il se produit aussitôt de l'œdème pulmonaire. Or une émotion agit aussi sur le pneumo-gastrique, puisque, même à l'état sain, elle provoque des modifications dans le rhythme cardiaque; si le myocarde est profondément altéré, elle agira au même titre que la section du nerf et pourra déterminer la production de l'œdème.

A un point de vue *prophylactique*, il faudra donc engager les cardiaques aortiques à éviter, plus que tous autres malades, les fatigues et émotions.

Le *traitement curatif* à mettre en œuvre, chez un malade atteint d'œdème aigu du poumon, devra être basé sur les considérations de physiologie pathologique qui viennent d'être développées, et répondre aux indications suivantes:

1° Réveiller la contractilité cardiaque;

2° Détourner la congestion passive qui s'est produite au niveau des poumons;

3° Débarrasser ces organes des produits qui y sont anormalement accumulés.

Les moyens qui seront mis en usage devront être énergiques et choisis, autant que possible, vu l'intensité des phénomènes morbides et le péril actuel, parmi ceux qui possèdent un mode d'action immédiat.

Les *émissions sanguines* ne sont pas de mise chez les aortiques; les *purgatifs* et les *diurétiques* ont une action trop lente, et d'ailleurs ne présentent une utilité directe que lorsqu'il existe de vastes infiltrations à faire résorber.

Le traitement suivant, qui d'ailleurs a été appliqué avec succès aux deux malades dont nous avons rapporté les observations, remplit parfaitement les trois indications:

1° Promener des sinapismes sur les membres inférieurs, ou plutôt appliquer des bottes sinapisées (sorte de cataplasmes composés avec un mélange de farine de lin et de farine de moutarde, recouverts d'un taffetas gommé pour empêcher le refroidissement) sur les coudes-pied. — Ventouses sèches sur la poitrine, en avant et en arrière,

2° Administrer, toutes les heures, une cuillerée d'une potion composée comme il suit:

Faire bouillir 2 grammes d'*ipéca* concassé et 4 grammes d'écorce d'orange amère dans 150 grammes d'eau, jusqu'à ré-

3

duction d'un tiers ; faire infuser dans le liquide ainsi réduit 80 centig. de *feuilles de digitale;* filtrer ; ajouter 20 grammes de rhum et 30 grammes de quinquina.

Par son action nauséeuse, la décoction d'ipéca provoque l'expectoration et favorise de la sorte la déplétion bronchique. La digitale réveille la contractilité du cœur et régularise ses battements.

3° Maintenir, au moins quelque temps, le malade au régime lacté absolu.

CONCLUSIONS

L'œdème aigu du poumon peut survenir dans le cours de certaines affections cardiaques, en particulier dans le cours des lésions aortiques.

L'accès peut être précédé de prodromes qui ne présentent rien de caractéristique. Il débute brusquement sans cause occasionnelle apparente, ou sous l'influence d'une cause insignifiante.

La crise est essentiellement caractérisée par son début subit, sa courte durée, l'intensité des phénomènes dyspnéiques, la généralisation des lésions pulmonaires et la disparition rapide de l'exsudat une fois l'accès terminé.

On peut rapporter ces accidents à une rupture brusque de la compensation cardiaque, à une *asystolie aiguë* par épuisement du myocarde hypertrophié.

Le traitement doit consister essentiellement dans l'application de révulsifs, l'administration interne de médicaments ayant pour but de relever la tonicité du cœur et d'évacuer les bronches. L'infusion d'ipéca avec association de la digitale remplit parfaitement les deux dernières indications.

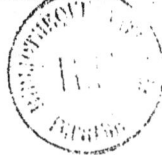

97

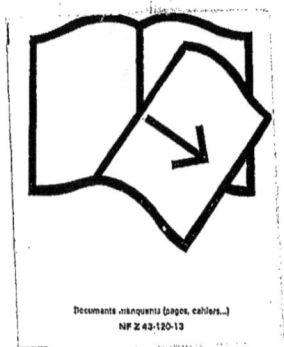

Documents manquants (pages, cahiers...)
NF Z 43-120-13

www.ingramcontent.com/pod-product-compliance
Lightning Source LLC
Chambersburg PA
CBHW070748220326
41520CB00052B/3316